# GUÉRISON RADICALE

DE

# LA GOUTTE

PARIS. — TYP. DE Mme Ve DONDEY-DUPRÉ, RUE SAINT-LOUIS, 46.

# GUÉRISON RADICALE

DE

# LA GOUTTE

PAR

**LE DOCTEUR G. BOREL DE MENS**

**MÉDECIN ADJOINT DE L'HOTEL-DIEU**

MEMBRE DU CONSEIL D'HYGIÈNE ET DE SALUBRITÉ PUBLIQUES
DE L'ARRONDISSEMENT DE PONTOISE
MÉDECIN DE LA COMPAGNIE DU CHEMIN DE FER DU NORD (3e SECTION)



---

PARIS
CHEZ LABÉ, ÉDITEUR
LIBRAIRE DE LA FACULTÉ DE MÉDECINE
**Place de l'École-de-Médecine**

1856

GUÉRISON RADICALE

DE

# LA GOUTTE

---

Il a été publié sur la goutte un si grand nombre de volumes, que de longues années suffisent à peine pour les lire ou même pour les examiner. Nous en savons quelque chose, il en est fort peu que nous n'ayons étudiés avec soin. C'est donc avec un regret égal à la peine que nous a coûtée cette exploration, que nous avons reconnu l'impuissance complète de la thérapeutique ancienne et de la médecine moderne, à guérir cette affreuse et mystérieuse maladie.

On a remarqué, il y a longtemps, que les choses mal comprises étaient toujours mal définies. L'expression qui la désigne indique à elle seule le vague contre lequel la science n'a cessé de se heurter. Goutte, du mot latin *gutta*, ne signifie pas autre chose que ce que dit le mot même. Les médecins du moyen âge nous ont légué la désignation populaire par laquelle ils qualifiaient cette affection indéfinissable qui ne se révèle que par des gonflements, ces fluxions douloureuses ressemblant à une goutte invisible d'humeur corrosive, tantôt courant d'une articulation à une autre, tantôt élisant domicile dans un organe qu'elle condamne. Une sorte de mort vivante. La torture dans la paralysie.

Rien de moins précis que le mot, rien de plus réel que la chose; rien de moins connu que ce qui cause, ajourne, ramène, immobilise ou guérit la goutte; rien de plus patent que ses affreuses douleurs et que ses monstrueuses manifestations.

La langue pratique et scientifique en est réduite ainsi à des désignations spéciales pour définir une maladie qui tient une si grande place dans les misères humaines, et qui, malgré la diversité de ses explosions, ne perd jamais le caractère de sa physionomie générale, la ressemblance incessante dans la dissemblance continue.

La goutte, cette triste contemporaine du premier homme déchu (Arthritis, Arthrite goutteuse, Podagre aux pieds, Chirargre aux mains, Onagre à l'épaule, Péchyagre au coude, Gonagre au genou, Rachisagre à la colonne vertébrale, Ischiagre à la hanche, enfin, Sciatique à la cuisse), compte des variétés innombrables qu'il serait impossible de décrire d'une manière absolue.

Le résumé que nous offrons ci-après des définitions dues aux plus célèbres nosologistes, en condensant ce qu'ils ont écrit de plus saillant, suffit pour constater les étranges contradictions qui règnent entre eux.

Je commence par la définition qu'en donne Hippocrate, dans son *Traité des Affections*, chap. VII.

« Articularis morbum quum detinet, corporis articulos ignis et dolor invadunt. Prehensit etiam acutus, et ad alium atque alium etiam articulum vehementiores et leviores dolores decumbunt.

» Huic, qua parte dolor detinet, refrigerantia admovere confert et quæ in ventre sunt, per infusa et glandem subducere, et quidquid tibi profecturum videbitur, sorbendum et bibendum exhibere. Cum vero dolor adfuerit, medicamentum deorsum purgans propinato, et post hoc serum coctum et lac asinium potui exhibeto.

» Hic morbus ex bile et pituita oritur, cum agitata ad articulos decubuerint. Et brevis quidem et acutus evadit, sed minime lethalis, junioribusque magis, quam senioribus solet contingere.

» Pedum dolor his omnibus, quæ circa articulos contingunt, violentior quidem existit, et maxime diuturnus, quique ægerrime solvitur, estque hic quidem morbus sanguinis in venis a bile et pituita corrupti. Qui quo magis tenues venutas, corporique plurimum necessarias, nervosque et ossa multa ac crebra subierit; eo sane tum stabilior morbus est, tum ægerrime profligatur. Huic eadem quæ articulari morbo, conferunt, et longus quidem hic morbus est, et gravis, minime tamen lethalis.

» Quod si in digitis dolor remaneat, venas in digito paulum supra articuli nodum inurito. Ustio autem per linum crudum fiat. »

## TRADUCTION.

La goutte est une maladie qui donne des douleurs cuisantes dans les articulations; elle vient par paroxysmes, tantôt à un membre, tantôt à l'autre, où elle fait souffrir des maux plus ou moins forts. Il faut appliquer des rafraîchissants là où sont les douleurs, nettoyer les entrailles des matières qui s'y trouvent, en donnant des lavements, ou mettant un suppositoire; user pour boisson et pour nourriture liquide de ce qui paraîtra convenir le mieux; quand les douleurs sont calmées, on purge par bas; on fait prendre ensuite le petit lait cuit et le lait d'ânesse. La goutte est produite par la pituite et la bile en mouvement, qui se jettent sur les articulations. Cette maladie est courte et aiguë, point mortelle. On y est plus exposé dans la jeunesse que dans la vieillesse (1). La goutte aux pieds, appelée podagre, est la plus violente de toutes, beaucoup plus longue et plus rebelle; elle est l'effet d'un

(1) Cette assertion provient sans doute d'une erreur dans la traduction; tous les auteurs qui ont écrit sur cette maladie assurent le contraire.

vice du sang, altéré dans les petites veines par la pituite et par la bile. La maladie est d'autant plus fixe et plus difficile à guérir, qu'elle est établie dans des veines plus petites, et que la violence exercée sur un grand nombre de nerfs et de parties osseuses est plus forte. On combat le podagre par les mêmes moyens que la goutte. Cette maladie est de longue durée, très-douloureuse, point mortelle. Quand la douleur se fixe aux doigts, on met le feu un peu au-dessus de l'articulation, avec du lin cru. (Trad. d'Hipp., d'après foës, par J. B. Gardeil et de Coray, 1855, t. II, p. 230 et 231.)

Quoique les altérations pathologiques de la goutte aient été étudiées avec soin, nous avons tout autant d'incertitudes sur sa nature intime, et, dans l'impossibilité où nous sommes d'en donner une bonne définition, nous devons, pour la caractériser, nous borner à en rappeler les principaux phénomèmes : *douleurs spontanées et périodiques, production de matières tophacées.* (M. Ferrus, *Dict. de Médecine*, 2e édition, t. XIV, p. 216.)

Sauvage en énumère douze espèces; Guilbert un plus grand nombre encore.

Les nosologistes modernes la restreignent en aiguë et en chronique.

Il existe sur cette maladie d'excellents traités de MM. Teste et Turck. MM. Lebel et Astier, dans une brochure qui a paru en 1845, la distinguent en régulière, irrégulière, goutte larvée ou maladies goutteuses (p. 16, 22, 75). Voici leur définition :

« La goutte peut être définie une inflammation spécifique des parties fibreuses et ligamenteuses des articulations, attaquant presque toujours les gros orteils, d'où elle se porte sur les petites articulations, après avoir donné lieu à divers accidents sympathiques qui ont surtout rapport aux organes digestifs. C'est une affection qui peut être acquise ou héréditaire. Cette inflammation n'est jamais primitive; elle est, selon nous, occasionnée par une altération, un vice des humeurs, dont elle est le résultat. » (Chap. 1er, p. 13.)

Fabre, dans son *Dictionnaire des Dictionnaires*

*de Médecine*, p. 407, t. IV, en décrit ainsi la marche et les symptômes :

« La goutte aiguë et régulière est, dans un grand nombre de cas, précédée de prodromes, il en est qui sont comme insensibles; ainsi l'urine, disent quelques pathologistes, est moins riche en acide phosphorique. L'individu qui va être affecté, éprouve ordinairement un malaise général, des troubles variés dans les digestions, tels que : nausées, rapports, vomissements d'une acidité notable, des selles bilieuses, des douleurs vagues dans diverses parties du corps, et des engourdissements partiels. On remarque encore de la sécheresse plus grande de la peau ou seulement de la portion de cette membrane qui revêt l'articulation menacée; il peut survenir des crampes, les veines des pieds en particulier se dilatent, si l'accès sévit; il se manifeste de la chaleur. Ce sont des modifications toutes contraires qui annoncent, dans d'autres cas, l'apparition des symptômes goutteux. Ainsi c'est un surcroît d'appétit. »

« C'est, d'après Wan Swieten, une augmentation des désirs vénériens; c'est un sentiment de bien-être qui, chez bon nombre de malades, termine le malaise précurseur, qui, dans d'autres la veille de l'accès, ou quelques jours auparavant, est le prélude de douleurs, qui constitue ce qu'on appelle une attaque : les modifications de santé qui précèdent l'invasion dans une proportion considérable de goutteux manquent chez un plus grand nombre. L'attaque est alors soudaine, c'est ordinairement au milieu de la nuit; c'est souvent après un sommeil sans trouble qu'une douleur vive se fait sentir, fixée dans la majorité des cas à l'articulation métatarso-phalangienne du gros orteil de l'un des pieds. Cette douleur est tantôt comparable à la sensation que produiraient une goutte d'eau froide, du métal froid ou brûlant : tantôt à celle qu'occasionnerait un effort, un tiraillement de dislocation, de torsion, de morsure, de dilacération, par l'enfoncement d'un clou au milieu des chairs, d'un coin, tantôt brusque, tantôt s'accroissant avec progrès lents et suivant une sorte d'uniformité. L'invasion de cette douleur est suivie de tremblements, de frissons, de fièvre ; en même temps les urines contiennent un sédiment rouge chargé, suivant Berthollet, de plus d'acide phosphorique qu'on en trouvait avant l'accès.

» Après l'accès et pendant un temps plus ou moins long, les symptômes fébriles continuent communément pendant la nuit et le jour ; vers le soir, la douleur est à son *summum*, le malade ne peut supporter la plus faible pression sur la partie atteinte ; il ne peut garder aucune position, il est privé de sommeil jusqu'au matin.

» Les muscles voisins de la partie affectée, pendant tout le cours de l'accès et surtout vers le déclin, font éprouver un sentiment de compression et de contraction ; ils n'obéissent plus pour exécuter les mouvements volontaires, et ne peuvent être étendus ou fléchis qu'en faisant éprouver au malade de vives douleurs. On doit cette observation à Stahl. » (*Dissertatio sistans podagræ novam pathologiam*, HALLE, 1704, et dans le Recueil de HELLER, *Disput. pratic.*, t. VI.)

« Barthez a expliqué plus tard, par cet état des muscles, le bruit de crépitation auquel le mouvement des surfaces articulaires donne naissance ; Musgrave, au contraire, le croyait dû au frottement des os les uns contre les autres. Au bout de six, huit, douze ou vingt-quatre heures, le soulagement est assez marqué pour permettre au malade de se livrer au sommeil. Ce changement est accompagné d'une exhalation de sueur, surtout sur l'articulation affectée. Au réveil, la douleur est supportable ; on remarque un gonflement accompagné de rougeur, de chaleur, de tension autour de l'articulation, pendant un certain nombre de jours la douleur s'exaspère vers le soir ; il y a en outre de la fièvre, mais un décroissement prononcé caractérise chacun des paroxismes suivants ; la durée de cette série de symptômes est d'ordinaire de quatre à cinq jours. Elle constitue un accès.

» Au premier accès en succède souvent un second séparé du premier par un intervalle varié, qui peut être d'abord d'un jour, puis un troisième. L'attaque se compose communément de trois et quatre accès ; sa durée comprend une quinzaine de jours.

» Tout en conservant ce type, l'attaque présente des différences sous le point de vue de l'acuité, de l'opiniâtreté, du siége qu'elle affecte, de la mobilité avec laquelle elle passe d'une région à l'autre. Ce n'est, chez la plupart des malades, qu'après un laps de plusieurs mois, d'un an chez quelques-uns, de plusieurs années chez d'autres que la goutte renouvelle sa première attaque.

» Les attaques alors se suivent de plus près, mais en perdant en général de leur violence. En revanche le gonflement des parties qui accompagne les douleurs présente un volume toujours croissant à mesure que les attaques se répètent sur un point déterminé; on observe alors qu'il persiste après les accès une espèce d'œdême local qui tarde à se dissiper, puis on remarque plus tard, quand de nombreux accès se sont répétés, qu'il existe dans les parties des noyaux ou concrétions pétries qui entretiennent la dureté ou le gonflement de la région affectée. On remarque en même temps de la rougeur plus ou moins intense, tendant ordinairement vers le violet. A la fin de l'accès, il y a souvent desquamation de l'épiderme, des sueurs locales acides, parfois même des érosions peu profondes et des exsudations salines, fétides, et le volume des concrétions tophacées qui se produisent pendant un accès chez certains individus atteint la grosseur d'une noisette et même d'une noix; dans les cas rares, de graves accidents se manifestent brusquement vers des organes importants en même temps que les symptômes locaux disparaissent et s'évanouissent. Ces cas sont ceux que l'on désigne sous les noms de goutte aiguë *rétrocédée, remontée, répercutée*, etc., et à ces répercussions succèdent parfois des gastrites, des pneumonies, des phthisies. »

Hippocrate (*loco citato*) dit aussi :

« Podagrivis humorum coitus, et tubercula dura in lingua sublevantur, et humiles calculi concrescunt imbecillitatesque illis circa articulos fiunt. Ossium enim natura, quod indurantur, aut contendentur, in causa est. »

« On observe chez les goutteux, des tumeurs » sous la langue, serrées, fermes et peu grosses : » elles contiennent des pierres. Ils ont les arti-

» culations faibles, leurs os deviennent naturel-
» lement âpres ; c'est la cause de tensions qui se
» font sentir à leurs articulations. »

« Isidore Casaubon dit qu'un malade rendait des tufs par tout le corps. »

« Thomas Bartholin dit que quelquefois la peau exsude une matière sableuse crétacée. »

« Nous avons vu, dit M. Ferrus, une jeune dame chez laquelle la surface du membre affecté produisait au toucher une impression âpre et désagréable. Dans quelques cas ces aspérités sont très-saillantes, elles paraissent dues autant à l'altération de la peau qu'à une sécrétion morbide de nature crayeuse crétacée. » (*Dict. cit.*, p. 222.)

« Souvent, vers la fin des accès, on observe un dépôt blanc dans les veines, et il ressemble à de la chaux délitée. » (Adams, *Thèses de Méd. prat.*, Halle, t. VIII.)

« Albertini rapporte que des noyaux calcaires ont été rendus par les selles ; fréquemment la sueur est acide. »

« Marianus, S. Hoffmann, Quarin citent encore

des exemples de vomissements de matières acides égalant en énergie les acides minéraux. »

Voilà une définition de la goutte aiguë aussi complète que possible, et dont toutes les nuances ont été décrites avec une vérité incontestable et un tel scrupule de détails, que nous n'avons cru pouvoir rien faire de mieux que la reproduire.

Voici en quels termes le même auteur, Fabre, parle de la goutte chronique :

« Elle peut affecter la forme chronique ; elle est alors, comme nous l'avons dit, régulière ou anormale ; tantôt elle succède à la goutte aiguë, tantôt elle apparaît elle-même primitivement. Quand elle est secondaire, une série d'attaques moins intenses, plus rapprochées, plus irrégulières, surprenant plus inopinément le malade par l'absence des prodrômes accoutumés, établit cette transition. C'est cette forme à laquelle sa mobilité a fait donner la dénomination de goutte vague ; sa durée varie depuis quelques mois jusqu'à un an et plus ; chez certains malades, elle devient continue : elle dérange les digestions chez presque tous les sujets. Un appétit vorace et des nausées se manifestent fréquemment d'une manière alternative. » (SCUDAMORE.)

« Souvent les fonctions générales se font d'une manière satisfaisante, et il n'y a pas de réaction fébrile; chez d'autres sujets, les douleurs, quoique continues, s'exaspèrent dans certaines circonstances, après des repas copieux, par exemple, dans lesquels ils ont fait usage de spiritueux ; pris des refroidissements, sous l'influence d'un temps nébuleux; à la suite d'un accès de colère, on voit communément les souffrances s'exaspérer.

» La continuité des douleurs, la crainte des déplacements, rendent les goutteux inquiets, tracassiers, coléreux. Ils conservent cependant la faculté de s'occuper de travaux d'esprit sérieux et de quelques affaires.

» Les organes, dont par la suite des attaques, les fonctions sont le plus affectées, sont les parties articulaires; elles éprouvent des déformations considérables : on y remarque des saillies, des duretés, des déplacements, des gonflements, des ankiloses. Les muscles conservent chez certains individus des contractures douloureuses; les tendons, les ligaments, les os se chargent de dépôts durs, pâteux ; ces duretés sont entourées d'une nouvelle infiltration au moment de la douleur.

» La goutte permet quelquefois toutes ces déformations, sans qu'il survienne de douleurs.

» Quelques douleurs peu intenses, sans succès marqués, sans dépôt bien déterminé, constituent la goutte imparfaite admise par les auteurs. » (MUSGRAVE.)

« Il est des malades qui offrent, pendant l'état goutteux, toutes les apparences de la force et toute la plénitude de leurs facultés, excepté à l'époque des attaques; d'autres conservent une sorte de disposition à l'irritabilité et même un état d'inquiétude : ils souffrent de temps en temps de quelques douleurs passagères. Les voies digestives sont aussi souvent altérées à divers degrés.

» La répétition continue des attaques, quelquefois aussi une sorte de travail organique sans douleur en conduisent d'autres à une cachexie prononcée que signalent la décoloration de la peau, la langueur générale et les déformations des parties articulaires tendineuses et osseuses. »

Nous croyons devoir aussi résumer la définition que donne de cette maladie M. le docteur Turck, qui en a été lui-même une victime; c'est donc ce qu'il a éprouvé qu'il dépeint avec une lucidité remarquable. (*Traité de la goutte et des maladies goutteuses*, chez Bechet jeune, libraire, 1837, p. 12 et suivantes.)

« La forme la plus ordinaire de la maladie qui va nous occuper, dit-il, est appelée goutte aiguë par les auteurs. Sydenham nous en a laissé un tableau trop connu pour que je le reproduise ici. Tourmenté pendant un grand nombre d'années par ce mal cruel, qui fut la cause de sa mort, ce célèbre médecin anglais a cherché dans ses propres douleurs les traits principaux de la description qu'il en a laissée. Pour ne pas l'imiter d'une manière servile, je ne décrirai pas les souffrances, comme tant d'auteurs l'ont fait, je décrirai surtout les miennes; il est convenable d'avoir plusieurs types, car la goutte diffère sur chacun des sujets où on l'observe; plus on l'étudiera sur un grand nombre d'individus, plus on s'en fera une idée convenable.

» La goutte aiguë est une maladie intermittente, dont les accès, plus ou moins douloureux, plus ou moins éloignés l'un de l'autre, d'une durée plus ou moins longue, s'aggravent tous les ans, se rapprochent sans cesse à mesure qu'ils se répètent, portent leurs ravages sur un plus grand nombre de parties, et finissent par amener une autre forme de l'affection que l'on nomme la goutte chronique.

» Quelquefois le premier accès de goutte n'est annoncé par aucun symptôme précurseur. Il est rare que les suivants arrivent sans quelques troubles dans les fonctions générales, ou sans qu'une sensation pénible dans la partie qui doit être affectée n'avertisse de leur approche. Les symptômes précurseurs de la goutte diffèrent d'ailleurs dans chaque individu, et par cela même il est impossible de les énumérer et d'en donner la description; cependant nous devons le dire, il arrive très-fréquemment alors des dérangements dans l'excrétion des urines. Souvent on éprouve avant l'accès une pesanteur dans les reins, ou une ardeur dans la région vésicale, ressemblant à un besoin constant d'uriner. Le canal de l'urètre est assez ordinairement irrité; dans ce cas, l'émission des urines y produit une sensation de chaleur douloureuse; quelquefois même il y a strangurie. Les urines tantôt sont abondantes, tantôt elles sont rares, selon la disposition des différents sujets; mais chez le même individu la même disposition existe presque toujours au début de chaque accès. D'ordinaire les urines sont rouges; alors elles déposent souvent, lorsqu'elles se refroidissent, un sédiment de couleur briquetée qui tapisse les parois du vase où elles séjournent et y adhère assez fortement; d'autres fois ce symptôme ne se présente que pendant la durée de l'accès, mais presque toujours, répétons-le bien, les attaques de goutte sont précédées par une irritation plus ou moins forte du système urinaire. La plupart des goutteux peuvent prédire l'approche de leur accès, quand ils ont des besoins d'uriner plus vifs et plus fréquents. Ce symptôme précurseur est remarquable, il manque bien rarement ; il est important à connaître et à observer, parce qu'il est assez facile, dans la plupart des cas, d'empêcher l'accès qui menace de se développer. Plusieurs malades éprouvent avant la goutte des désirs vénériens fort impérieux.

» D'autres fois, c'est dans le système digestif qu'il existe un trouble à l'approche de l'accès : tantôt le malade ressent un appétit insolite, et tantôt, au contraire, il se plaint d'inappetence. La digestion alors devient difficile; elle est accompagnée d'éructations et d'aigreurs ; les aliments qui d'habitude se digèrent avec facilité, deviennent peu à peu d'une digestion difficile et laborieuse; ils causent des renvois plus ou moins désagréables au goutteux menacé d'une attaque prochaine. Les intestins souvent sont gonflés aussi par des gaz qui s'échappent de temps en temps, en donnant une odeur très-prononcée d'acide hydro-sulfurique. Un jour ou deux avant l'attaque, il peut arriver que le malade soit triste et abattu ; il a des baillements, de la tendance à s'assoupir, son sommeil est troublé par des rêves ; pendant la nuit sa peau est aride et brûlante, il est dans un état d'agitation permanente, et cherche dans son lit les places qui ne sont point encore échauffées ; parfois il est tourmenté de crampes fréquentes et douloureuses, et quand il s'endort, il est subitement réveillé par des soubresauts, par des secousses ayant de la ressemblance avec les commotions électriques.

» Souvent la partie qui doit être le siége du mal est affaiblie, elle se gonfle après l'exercice ; la peau dont elle est recouverte paraît plus colorée ; les veines qui rampent dans le tissu cellulaire sous-jacent sont plus grosses et plus saillantes que d'habitude. En général, l'articulation prête à devenir la proie du mal est plus roide, son extension et sa flexion sont plus bornées ; quelques-uns de ses mouvements commencent à être douloureux. Il y a des malades cependant qui, la veille d'un accès, se sentent plus forts et plus lestes que dans les temps ordinaires. Quelques mois avant d'éprouver ma première attaque de goutte, j'ai ressenti au dehors de l'articulation de la phalangine et de la phalangette du gros orteil une sensation de gêne très-pénible par sa continuité; sensation qui ressemblait beaucoup à la douleur que cause une contusion légère.

» Que ces symptômes précurseurs existent ou n'existent pas, avant d'être pris par son accès, le malade s'endort d'un sommeil profond ; mais ordinairement entre minuit et trois heures du matin, il est réveillé par une douleur violente, fixée, dans les cas les plus ordinaires, sur la base du gros orteil. Cette douleur varie chez les goutteux, car chacun d'eux a des expressions différentes pour exprimer ce qu'il ressent. Les uns se plaignent d'éprouver une violente constriction, les autres une cuisson dévorante : il en est qui comparent leur mal à celui d'une morsure, au déchirement des chairs, à la douleur causée par le broiement ou la dislocation des os. Pour moi, je trouve que ma souffrance avait de l'analogie avec celle qu'on éprouve quand on a le pied gonflé et sensible serré dans une chaussure extrêmement étroite.

» Quelque violentes que soient les douleurs de la goutte, je crois que les goutteux ont encore de la tendance à les exagérer dans leurs plaintes, car ils ont peu de patience. Ils sont fatigués par un mal qui ne s'arrête pas, et qui les condamne à l'immobilité en leur faisant éprouver le désir impérieux de se mouvoir; et d'ailleurs, ils ressentent, comme tous les malades, le besoin d'exciter la compassion de ceux qui les environnent. Pour comparer un mal à un autre, il faut de toute nécessité les avoir éprouvés tous les deux : or, il faudrait avoir eu les chairs déchirées, les os disloqués ou broyés, pour pouvoir comparer les douleurs de la goutte à celles que produisent ces accidents. Il me semble que cette maladie, du moins à son premier accès, doit causer des souffrances analogues à celles de l'entorse, puisque les mêmes organes sont enflammés, et que d'ailleurs les médecins et les malades eux-mêmes, qui avaient déjà eu des entorses, ont très-souvent confondu les premiers accès de goutte avec cette dernière affection.

» Quoi qu'il en soit, le malade éveillé par la

douleur ne peut plus se rendormir ; son mal, qui n'a point d'intermittence, le tourmente sans cesse, et va en augmentant jusqu'au lever du soleil. Le goutteux éprouve continuellement le besoin de remuer le pied malade, quoiqu'il ne puisse le mouvoir qu'avec une difficulté extrême et dans une étendue très-bornée ; il tâtonne, il cherche une position moins douloureuse que celle qu'il a ; il ne la trouve point. Indépendamment du désir qu'il éprouve de remuer, il a besoin de se mettre tantôt sur un côté, tantôt sur l'autre, pour soulager le pied malade, en l'appuyant dans toute sa longueur ; enfin, quelque temps après le lever du soleil, il obtient un peu de repos ; ses douleurs sont moins aiguës. Fatigué par l'agitation et les souffrances de la nuit, il s'endort pendant quelques instants, et quand il se réveille, sa peau est humectée par une légère moiteur.

» Si le malade regarde alors le pied qui lui a rendu la nuit si pénible, il trouve du gonflement et de la rougeur, fixés le plus ordinairement au-dessus de l'articulation du gros orteil avec le premier os du métatarse; cette articulation peut à peine se mouvoir; elle est enchaînée autant par la douleur que par une faiblesse insurmontable; souvent même elle est tout à fait immobile. On ne saurait la toucher, on ne saurait lui imprimer avec la main le moindre mouvement sans arracher des cris au malade: il ne peut poser son pied à terre, il ne peut même le laisser pendre au bord du lit pour l'exposer à l'air froid qui semble devoir le soulager; car dans cette position la douleur tensive augmente, le pied se gonfle davantage, il devient plus rouge et plus douloureux.

» J'ai dit qu'au lever du soleil le malade s'endort, et qu'en se réveillant il se trouve soulagé; cependant la plupart des auteurs, en décrivant la goutte aiguë, disent positivement que la douleur ne diminue pas le premier jour, qu'elle persiste au contraire jusqu'au lendemain, durant ainsi trente-six à quarante heures sans le moindre allégement. Mais je crois avoir observé que ce n'est que dans les accès suivants que la goutte se présente avec autant de ténacité. Dans la plupart des cas, il y a constamment pendant le jour une rémission de la douleur et une exacerbation pendant la nuit. La rémission peut être moins forte le premier jour; néanmoins elle existe, elle est évidente, et l'amélioration obtenue se continue pendant toute la journée; un gonflement œdémateux envahit peu à peu le dos du pied; il est plus considérable au-dessus de l'articulation, qui est le principal siége du mal; les veines, d'abord très-gonflées et très-apparentes, sont alors noyées dans l'œdème; on ne les aperçoit plus.

» Le soir, le malade fatigué de la nuit dernière, fatigué d'une journée qui n'a pas été non plus sans agitation et sans souffrances, s'endort assez promptement; mais, à la même heure que la veille, il est réveillé par la même douleur : elle lui semble être plus forte; elle suit absolument la même marche, elle lui cause la même agitation, elle le condamne aux mêmes tortures. Le matin, il trouve encore plus de gonflement que le jour précédent : il y a plus de rougeur; le malaise et l'accablement général sont plus considérables; mais après un léger sommeil accompagné de moiteur, il retrouve de nouveau un peu d'allégement à ses souffrances. Ces alternatives d'exacerbation pendant la nuit et de relâche pendant la journée, durent ordinairement quatre à cinq jours, et se prolongent souvent au delà. Quand le mal est près de cesser, il diminue graduellement, la rougeur disparaît peu à peu; mais le gonflement persiste encore pendant quelque temps : la douleur est assoupie, elle ne se réveille que dans certains mouvements et dans les efforts que fait le malade pour se servir de son pied.

» Il est digne de remarque que la goutte, qui présente au plus haut degré le caractère des maladies inflammatoires, ne se termine jamais par la suppuration; le phénomène critique de cette inflammation souvent si violente, est ordinairement une desquamation de l'épiderme qui recouvre la partie malade; souvent aussi cette inflammation se termine par l'exsudation d'une matière épaisse et blanchâtre, ayant la consistance de la crème : cette matière paraît être formée des mêmes éléments que les concrétions arthritiques. D'autres fois, l'épiderme se recouvre d'une matière blanchâtre, qui paraît aussi d'une nature analogue à celle de ces concrétions. Il est des circonstances où la maladie est suivie d'une transpiration dont l'odeur acide n'a point échappé à Selles. D'après la remarque de Coste, elle donne quelquefois à l'argent une couleur noire : l'acide caractérisant cette transpiration ne peut être que de l'acide chlorydrique ou l'acide sulphydrique ; mais la présence de ce dernier est moins probable. Enfin, il est une foule de cas dans lesquels la goutte se termine sans qu'il y ait une crise locale appréciable.

» Les phénomènes que je viens de décrire sont accompagnés de symptômes généraux qu'il est très-important d'étudier ; car l'ensemble de ces symptômes concourt puissamment à nous éclairer sur les causes prochaines de la goutte, etc.

» La bouche ordinairement est pâteuse, la langue est blanche ; il y a de la soif, peu ou point d'appétit. Quand la goutte est ancienne et violente, le malade est souvent tourmenté par des nausées, et même par des vomissements d'un mucus aigre et limpide. Les goutteux en général ont le ventre très-libre dans l'intervalle de leurs accès; ils éprouvent au contraire pendant leur durée une constipation énergique qui est loin d'être fâcheuse, comme pourrait le croire le vulgaire et comme le pensent bien des médecins.

» Cet ensemble de symptômes gastriques a fait croire que la goutte est le produit d'embarras ou de saburres qui encombrent les premières voies. Scudamore est de cet avis, aussi fait-il un grand usage des purgatifs; toute sa thérapeutique roule sur ces moyens. Broussais voit dans les mêmes symptômes une irritation du tube digestif et surtout de l'estomac, irritation qu'il considère comme la cause immédiate des symptômes locaux, et qu'il combat par les antiphlogistiques et principalement par des applications de sangsues à l'épigastre et à l'anus. Mais dans mon opinion Scudamore et Broussais se sont trompés. Les phénomènes gastriques ne sont pas la cause, mais bien l'effet de la goutte, ou plutôt c'est le même mal agissant à la fois sur plusieurs points de l'économie.

» En développant plus tard la théorie de cette affection, je donnerai des preuves de ce que j'avance ici ; elles suffiront, je l'espère, pour convaincre les médecins qui, à cet égard, pourraient conserver quelques doutes ; mais, dès à présent, je puis signaler un fait que chacun a été à même d'observer, c'est que, dans les premiers accès de goutte, il n'existe aucun symptôme d'irritation et d'embarras gastriques ; c'est seulement chez les anciens goutteux et dans les violents accès qu'on commence à les remarquer.

» Au moment de l'invasion du mal, et pendant la période d'accroissement, la peau est sèche et presque toujours brûlante. Quelquefois, il survient, pour de courts moments, un froid glacial accompagné d'horripilation ; ce dernier symptôme arrive ordinairement quand l'accès de goutte est à son plus haut point d'intensité, au moment où il va décroître ; quand le mal diminue, la peau devient halitueuse, la transpiration insensible est augmentée, souvent même la sueur survient et ruisselle sur toute la surface de la peau ; elle commence d'habitude par les extrémités qui sont le siége du mal. En général, la sueur est un symptôme d'autant plus favorable qu'elle est plus acide, et qu'elle rougit par conséquent davantage le papier de tournesol. La circulation est ordinairement accélérée pendant les accès de goutte; le pouls est plus fréquent, plus dur et plus plein; quand les douleurs sont très-violentes, qu'un grand nombre d'articulations sont envahies, il donne souvent plus de cent pulsations par minute; il présente alors tous les caractères du pouls appelé pléthorique par les auteurs. Dans ce cas beaucoup de médecins, ne s'attachant qu'aux phénomènes extérieurs de la vie, sans rien apercevoir dans les mystères secrets de l'organisation, pensent que la saignée générale ou locale est indispensable, et qu'on ne saurait ouvrir trop tôt les veines pour diminuer l'abondance ou la trop grande richesse du sang.

» La respiration, dans les premiers accès de goutte et tant que cette maladie est légère, n'offre aucun dérangement appréciable, soit à l'investigation du médecin, soit à la sensibilité des malades; mais, dès que la goutte est ancienne et que les symptômes en deviennent violents, la respiration est embarrassée par diverses causes; tantôt elle est gênée par l'obstacle mécanique que les articulations des côtes et de la clavicule envahies par la goutte apportent aux mouvements de la poitrine; il y a alors une sorte de dyspnée douloureuse, la respiration est presque entièrement diaphragmatique; d'autres fois, il y a une affection particulière aux poumons : c'est une espèce de catarrhe qui produit une toux sèche et fréquente. Beaucoup de goutteux sont aussi sujets à l'asthme.

» Les organes de la génération offrent peu de symptômes particuliers dans les attaques de goutte : en général, il y a de l'éréthisme, des désirs vénériens avant l'accès, et même immédiatement après son début; ce phénomène cesse bientôt quand la douleur a acquis quelque intensité.

» La convalescence du premier accès de goutte se prolonge ordinairement pendant huit jours; elle va quelquefois au delà.

» Le pied qui a été malade conserve alors de la

sensibilité et de la faiblesse : il se gonfle encore le soir; il éprouve une augmentation de chaleur percevable même au toucher.

» Le premier accès de goutte, tout en conservant la forme et la marche que je viens de décrire, ne sévit pas toujours cependant sur l'articulation du gros orteil; il peut fixer son siége sur d'autres parties du pied : tantôt ce sont les petits orteils qui sont malades, souvent les malléoles, quelquefois les articulaires qui unissent les différents os du tarse ou ceux du métatarse. Le talon, le tendon d'Achille et les gaînes tendineuses du pied peuvent devenir aussi le siége d'un premier accès de goutte; dans des cas rares, il attaque l'aponévrose qui recouvre la partie postérieure des muscles jumeaux; néanmoins, c'est ordinairement dans les gouttes anciennes que cette partie est attaquée. Il est des cas graves et heureusement peu fréquents où même, dès le premier accès, la goutte se fixe successivement ou simultanément sur les différentes parties du pied que je viens d'indiquer, et de là passe ensuite sur l'autre pied, où elle fait sentir de semblables douleurs ; elle peut même envahir toutes les articulations du corps.

» La goutte peut débuter aussi par les mains, et même par les grandes articulations, mais c'est plus rarement. En général, cette affection a d'autant plus de tendance à se porter vers les différentes parties, qu'elles sont plus éloignées du centre ; cependant, elle commence quelquefois ses ravages en se fixant sur les organes splanchniques : elle est alors infiniment plus difficile à reconnaître, surtout quand elle n'est point héréditaire. Je n'ai pas besoin de dire qu'elle est aussi bien plus dangereuse.

» On voit des inflammations de la vessie, des intestins, des viscères thorachiques, des yeux, de l'encéphale, qui ne sont autre chose qu'une première attaque d'arthritis ; ces affections compromettent la vie ou l'intégrité des organes d'une manière plus ou moins imminente. Mais souvent, quand le mal est arrivé à sa dernière période, que le malade semble être près de succomber, l'inflammation se déplace d'une manière subite ; elle vient se fixer sur une articulation : le danger est alors passé; il n'y a plus qu'une simple attaque de goutte.

» Quand le premier accès est terminé, que la convalescence a eu son cours, le malade n'éprouve plus aucune sensibilité, aucune faiblesse dans la partie qui était le siége du mal ; cela arrive du moins le plus fréquemment. Il reste ainsi dix-huit mois, quelquefois deux ans, dans un état qui paraît être celui de la santé la plus complète : il oublie son mal, il s'en croit à l'abri pour toujours ; mais tout à coup, pour une cause légère, que la plupart du temps il ne peut apprécier, la goutte revient avec tout l'appareil des symptômes précédemment décrits ; seulement, elle revient presque toujours plus violente, la rougeur est plus vive et plus étendue, la douleur plus intense, le gonflement plus considérable, un plus grand nombre d'articulations sont envahies, l'accès a plus de durée, la convalescence est plus longue. Après le retour de quelques accès, le malade conserve continuellement, pendant leur intervalle, un peu de sensibilité et de roideur aux articulations qui ont le plus souffert; cette sensibilité augmente après chaque accès nouveau et s'exalte tellement pendant le repos de la nuit, que le goutteux se croit tous les matins dans l'impossibilité de faire usage de ses membres; cependant, après les premiers efforts, après les premiers mouvements, la sensibilité morbide se dissipe peu à peu, les membres reprennent autant de force qu'ils en avaient les jours précédents. En général, plus la goutte revient fréquemment, plus les symptômes en sont aggravés, plus l'intervalle des accès est court, moins aussi le retour à la santé est complet.

» Quand la goutte est revenue depuis un certain nombre d'années, ses accès durent quinze jours à trois semaines; souvent même ils sont beaucoup plus longs. Dans ce cas, la goutte commence encore dans le gros orteil, mais elle est toujours plus violente. Le gonflement inflammatoire est alors quelquefois si intense, qu'on voit la capsule articulaire former un bourrelet considérable qui soulève la peau et forme sur l'articulation une tumeur chaude, rouge, luisante et très-douloureuse. Mais la goutte ne borne pas là ses ravages : après quelques jours de torture, elle revient se fixer le plus souvent sur les parties ligamenteuses du bord interne du pied et les tourmenter à leur tour; puis elle s'attache aux environs de la malléole interne, à la partie antérieure de l'articulation tibia-tarsienne, glisse ensuite sur les gaînes tendineuses et les ligaments de la voûte du pied. Après avoir envahi les articulations des os du tarse et du métatarse, elle arrive à la malléole externe, au tendon d'Achille, aux différentes parties de la plante, souvent même aux petits orteils; quand elle a parcouru toutes ces parties pendant huit ou quinze jours, elle passe à l'autre pied en laissant de la sensibilité, de la faiblesse et du gonflement dans celui qui vient d'être malade : elle exerce dans ce second pied les mêmes ravages que dans l'autre, quoique avec moins d'intensité; ensuite, elle passe aux genoux, aux mains, aux poignets, aux coudes, aux épaules, aux hanches, et quelquefois même aux articulations de la colonne épinière et du thorax. J'ai à peine besoin de dire que l'ordre dans lequel les différentes parties sont successivement prises varie considérablement.

» Il est des malheureux chez lesquels la goutte met quatre, cinq, six, huit mois et plus encore à parcourir ce long circuit de douleurs. Chez d'autres malades, la goutte dure seulement quinze jours à trois semaines ; mais elle revient plusieurs fois pendant le cours d'une année. Dans ces deux cas, comme nous l'avons déjà dit, elle laisse toujours après son départ une sensibilité morbide, une roideur, une faiblesse et souvent une douleur permanente dans les articulations qu'elle a tourmentées. »

(Suit ici la description de la goutte chronique, que nous nous abstiendrons de rapporter pour ne pas fatiguer nos lecteurs, puisque déjà nous avons cité celle de Fabre, qui a une grande analogie avec celle de M. Turck.)

Les diverses définitions que nous avons données diffèrent entre elles quant à la marche et aux symptômes, qui changent chez les individus selon l'âge, le sexe et l'idiosyncrasie.

Il en est de même pour la composition chimique du tophuz, dont les bases, pour être les mêmes à peu près, varient dans leurs proportions selon sans doute les sujets analysés, leur constitution, le degré de la maladie auquel cette opération a eu lieu et aussi selon leur âge et leur sexe.

Suivant M. Lauzier, voici l'analyse du tophuz :

ANALYSE CHIMIQUE.

| | | |
|---|---|---|
| Eau enlevée. . . . . . . . . . | 2 | parties. |
| Matière animale. . . . . . . . . | 1 | — |
| Acide urique. . . . . . . . . . | 2 | — |
| Urate de soude. . . . . . . . . | 2 | — |
| Urate de chaux. . . . . . . . . | 1 | — |
| Chlorydrate de soude. . . . . . | 2 | — |
| Pertes pour 12 parties. . . . . . | 2 | — |

Suivant M. Alp. Teste :

| | | |
|---|---|---|
| Pertes par la dessiccation. . . . . | 2 | parties. |
| Matière animale. . . . . . . . . | 3 | — |
| Urate de soude. . . . . . . . . | 4 | — |
| Acide urique. . . . . . . . . . | 2 | — |
| Sousphosphate de chaux. . . . . | 5 | — |
| Pertes pour 20 parties. . . . . . | 3 | — |

D'après MM. Lebel et Astier, sur 100 parties desséchées :

| | | |
|---|---|---|
| Acide urique . . . . . . . . . . | 16 | parties. |
| Urate de chaux. . . . . . . . . | 5 | — |
| Urate de soude. . . . . . . . . | 5 | — |
| Chlorydrate de soude. . . . . . | 2 | — |
| Sousphosphate de chaux. . . . . | 30 | — |
| Matière animale. . . . . . . . . | 16 | — |
| Pertes. . . . . . . . . . . . . | 24 | — |

### Ages.

Voici, d'après Scudemore, les différents âges auxquels se produisent généralement les attaques. Sur cent individus, il en est

11 de 20 à 25 ans.
23 de 25 à 30
19 de 30 à 35
22 de 35 à 40
11 de 45 à 50

Le reste du nombre total est divisé en trois ou quatre fractions très-petites, comme on peut le juger. L'auteur que nous citons dit n'avoir vu qu'un seul exemple de premier accès avant vingt ans et aucun après soixante-cinq. Mais il est important de noter ici que nous ne parlons que du début de la maladie ; sa persévérance et le peu de mortalité qu'elle entraîne, joints à quelques débuts tardifs, la rendent néanmoins fort commune chez les vieillards (*loco cit.*).

### Climats.

Les climats ont aussi une très-grande influence sur l'origine de cette maladie. Ainsi, l'Angleterre, la Hollande, la Belgique, donnent plus de goutteux que la France, l'Espagne, l'Italie, etc. ; on en rencontre peu dans les campagnes de la France.

L'alimentation est encore chez un nombre considérable de goutteux une cause prédisposante de cette maladie. La nourriture animale, le poisson de mer, les salaisons, les ragoûts épicés, etc., etc., sont des sources fécondes de la goutte.

### Sexes.

Les hommes sont incomparablement plus sujets à la goutte que les femmes, bien qu'il soit difficile de donner une raison plausible de ce fait. Une des plus probables cependant est la très-grande fréquence chez ceux-là des excès de table et surtout l'abus des boissons alcooliques.

Le plus grand nombre des médecins ont pensé, avec Hippocrate, que l'écoulement menstruel préservait les femmes de la goutte. Il est vrai de dire qu'en général la présence de cette maladie semble rendre précoce la cessation des menstrues. Cullen et Scudamore ont eu plusieurs exemples dans lesquels la goutte a succédé à la ménorrhagie. (M. Ferrus, *loco cit.*)

### Constitutions.

Toutes les constitutions sont généralement tributaires de cette affection, les individus sanguins aussi bien que les bilioso-sanguins sont les plus prédisposés ; ceux, d'après Cullen, dont le corps est plein, robuste et qui ont une grosse tête, y sont plus sujets que les personnes maigres, débiles et nerveuses : ces dernières néanmoins n'en sont pas exemptes.

### Hérédité.

Une grande masse de faits, dit M. Ferrus, semble rendre l'hérédité incontestable, mais ce caractère présente des anomalies fort curieuses. Ainsi il est des familles où l'on trouve un seul goutteux sur dix personnes tout à fait exemptes de la goutte, et d'autres fois, au contraire, cette maladie frappe le plus grand nombre. Scudamore (*A treatite on the nature and cure of gout*, Paris, 1819) donne le tableau suivant. Il a remarqué :

| | | |
|---|---|---|
| Chez 32 sujets, | hérédité | de père. |
| 9 | — | de mère. |
| 3 | — | de père et de mère. |
| 6 | — | de grand-père. |
| 1 | — | de grand'mère. |
| 4 | — | d'oncle et de tante. |

58 personnes n'avaient eu dans leur famille aucun goutteux.

Ainsi donc les deux sexes et presque tous les âges sont sujets à cette affection.

### Lésions anatomiques.

Les lésions anatomiques diffèrent également; l'anatomie pathologique jusqu'à nos jours n'a rien ajouté de bien important à ce que la simple observation des malades avait appris sur la nature de l'arthritis; ce qui tient sans doute, dit M. Teste (*De la goutte*, p. 20), à ce qu'on en meurt rarement, et à ce que les goutteux sont des gens riches dont les cadavres sont aussi rarement confiés à l'anatomiste.

Quant aux moyens employés jusqu'à ce jour pour combattre cette maladie, ils ont été aussi divers, aussi incertains, aussi multiples que les symptômes mêmes de cette insaisissable affection.

## TRAITEMENTS DIVERS.

La saignée du bras faite dans la force de l'accès, chez les individus pléthoriques, a été conseillée par Aëtius; Sauvage la veut pendant l'accès seulement; Sydemham la croit inutile; Barthez la refuse et même la redoute; Guilbert, au contraire, la préconise; M. Teste la repousse.

Baillou, Paulmier, Broussais, ont vanté les saignées locales, telles que sangsues et ventouses scarifiées, *loco dolenti*. M. Roche partage cet avis, comme éloignant les attaques. M. Ferrus prétend qu'on pourrait tirer bon parti des sangsues comme moyen dérivatif dans les accès aigus.

Dans la goutte chronique, on a employé les cataplasmes composés de substances excitantes; lorsqu'elle est locale, le remède de Quarin, celui de Pradier.

Pour la goutte articulaire, les eaux de Vichy ont été souvent conseillées.

Des moyens généraux pharmaceutiques ont aussi été mis en usage, tels que les frictions, les embrocations grasses et huileuses dans lesquelles on a incorporé des principes actifs, l'ammoniaque, le camphre, les sels alcalins, les solutions alcooliques, narcotiques, balsamiques. Les purgatifs drastiques ont aussi été employés à leur tour : l'eau d'Husson, le gayac, la squine, l'arnica, la canelle, l'alkékenge, la menthe poivrée, le bois amer de Surinam, le gingembre, le piment.

Les amers en cas d'atonie des fonctions digestives; les aromatiques pour provoquer les sueurs ou éveiller l'action générale du système nerveux.

Le quinquina mérite aussi une mention ; on l'a employé à haute dose.

Les frictions sèches, les lotions aromatiques, les bains de vapeur, russes, sulfureux, alcalins, pendant vingt ou trente minutes et plus.

Les diurétiques, les préparations de colchique, l'hydrothérapie, l'électricité; enfin tout a été employé, mais sans succès constant.

Les auteurs et les praticiens se sont du moins rencontrés sur les moyens hygiéniques : ils ont tous dit qu'il fallait éviter le froid, l'humidité, l'habitation des demeures froides et humides, la transition du chaud au froid; qu'on devait en outre se servir de vêtements appropriés à la saison, de flanelles sur la peau, etc. Ils ont conseillé aussi le régime végétal, l'abstinence totale du vin, et les excrétions alvines provoquées. Bien faibles recommandations pour lutter avec quelques succès contre un tel fléau.

Telle était donc en deux mots l'impuissance de la thérapeutique, quand nous fûmes amené, par un concours de circonstances particulières, à nous occuper d'une manière spéciale de cette affection désespérante pour le praticien et pour le malade. Le hasard permit en effet que, dès le début de notre carrière médicale, nous comptassions parmi nos clients un assez grand nombre de goutteux auxquels nous unissait le double lien de l'affection et du devoir, comme médecin et comme ami.

Le désir de les soulager, plus encore peut-être que l'amour de la science, nous inspira la résolution de lutter contre le mal sans compter avec notre faiblesse.

Si, d'une part, nous étions frappé de l'inanité des efforts tentés par les praticiens de tous les temps pour réduire l'ennemie; si nous étions confondu et humilié du médiocre résultat des tentatives de toutes sortes faites pour le vaincre, de l'autre nous ne pouvions nous refuser à reconnaître qu'en certains cas les remèdes agissaient contre la goutte avec un succès qui, pour n'être que passager, capricieux, intermittent, souvent dangereux, et parfois étrange comme la maladie elle-même, était cependant de nature à encourager les recherches et les espérances du médecin.

Nous eûmes également l'occasion de reconnaître, grâce à des notes religieusement et indistinctement prises sur tous nos malades goutteux, que, dans la majorité des cas où nous avions pu exercer sur eux une action heureuse, nous l'avions obtenue par l'emploi de médicaments identiques ou analogues.

Cette particularité fut pour nous un trait de lumière. Dès ce moment (nous étions en 1835), nous eûmes l'intuition que la nature, en condamnant l'espèce humaine à subir une maladie qui paraît être aussi vieille que le monde, ne nous avait pas déshérité des moyens de la combattre. Tout en suivant les obligations de notre clientèle comme médecin et comme chirurgien, nous nous attachâmes spécialement à l'étudier dans ses phases, dans ses transformations, dans ses similitudes, dans les mille et un déguisements sous lesquels elle apparaît et se cache tour à tour.

Pendant vingt ans au moins, et ce fut notre

travail de chaque jour, il ne fut pas un malade qui n'ait été pour nous l'objet des plus sérieuses observations et des comparaisons les plus laborieuses, jusqu'à ce qu'enfin le travail et la Providence eussent béni nos efforts.

Des succès nombreux, étonnants, qui tiennent du miracle, les avaient déjà couronnés, que nous doutions encore, recommençant sans cesse nos épreuves, ne nous lassant pas de les répéter : notre conscience était insatiable. Nous dûmes néanmoins, malgré l'exagération de notre zèle, malgré notre désir de pousser plus loin, si cela était possible, nos doutes et nos espérances, faire une halte dans les faits acquis.

Nous pûmes constater alors, qu'après vingt ans au moins de labeurs mêlés de dégoûts et d'ennuis, mais accompagnés aussi de ces joies profondes qui sont la récompense du travail, nous étions arrivé à composer une mixture antigoutteuse, qui, sans être une panacée que Dieu seul pourrait nous révéler, est assez active pour détruire les affreuses affections arthritiques, pour en calmer les tortures, pour en éloigner les attaques meurtrières, et souvent pour en éloigner à tout jamais le retour.

Nous pûmes constater en outre que notre médicament, dû à la combinaison de substances insérées au *Codex*, n'offrait d'ailleurs aucun inconvénient, qu'il ne présentait jamais de danger, qu'il pouvait être ordonné par les médecins et pris par les malades, sans jamais occasionner de suites fâcheuses en restant dans les limites prescrites; qu'en conséquence, il ne ressemblait en rien à ces médicaments trop fréquemment voisins de l'empirisme, qui triomphent quelquefois de la goutte, mais à la condition de sacrifier le malade, et qui justifient les défiances et les préjugés de beaucoup d'entre eux. Il convient cependant de faire observer ici que ces craintes mêmes constatent que la goutte est guérissable; or, empêcher un remède d'être nuisible, était un problème moins difficile à résoudre que celui de le trouver : les praticiens comprendront ce que cette considération devait nous apporter de constance et de courage. C'est dans ces conditions que nous avons offert à l'Académie impériale de médecine, le 25 janvier 1855, le tribut de nos recherches, et que nous n'avons pas craint de lui soumettre la formule de notre mixture, en lui désignant les proportions des substances auxquelles nous devions des résultats aussi étonnants, aussi constants, aussi irréfragables.

Il est notoire aujourd'hui, parmi les nombreux malades que nous avons traités et que nous n'avons cessé de suivre, que l'emploi de notre mixture antigoutteuse, non-seulement fait cesser immédiatement les douleurs, non-seulement qu'elle est agréable à prendre et ne cause ni nausées, ni inflammations gastriques et intestinales, mais qu'elle permet au malade de reprendre ses habitudes et ses occupations, après quelques jours, et souvent même après un seul jour de repos. Il est également avéré qu'elle éloigne les accès ; et que, dans la grande majorité des applications, pour peu qu'on obéisse à certaines précautions prescrites, elle les fait complétement disparaître.

Nous n'aurions qu'imparfaitement rempli notre tâche, si nous avions voulu monopoliser de pareils résultats : cette pensée n'est jamais entrée dans notre esprit. En premier lieu, nous n'avons jamais refusé à quelques-uns de nos confrères qui nous ont fait l'honneur de nous consulter pour leurs malades, de leur communiquer nos observations, et de les édifier sur la valeur médicale et scientifique de notre découverte; en second lieu, comme il était nécessaire de confier à un praticien honorable et instruit la préparation de notre mixture antigoutteuse, et de la soustraire aux imitations ou aux sophistications du charlatanisme, nous avons dû recourir à un pharmacien d'un mérite réel, d'une honorabilité reconnue, dont le nom seul fût une garantie. Il a bien voulu se charger de préparer notre mixture antigoutteuse, ainsi que les globules préservatifs antigoutteux, et de les délivrer aux malades sur l'ordonnance des hommes de l'art.

Nous devons ajouter que dans un grand nombre de cas, notre mixture a soulagé d'une manière sensible et très-souvent guéri les rhumatismes qui, dans plusieurs circonstances, offrent une analogie remarquable de symptômes avec la goutte; mais c'est surtout contre celle-ci qu'elle obtient des résultats positifs.

Ces résultats nous ont bien dédommagé des veilles que nous avons passées pour les obtenir; néanmoins, nous l'avouons, nous avons hésité longtemps à en donner connaissance au public, et la pudeur du praticien reculait devant une publicité dont l'empirisme use et abuse tant de fois. Ce sont des confrères eux-mêmes qui ont vaincu nos scrupules en invoquant d'ailleurs auprès de nous un intérêt qui devait effacer toute autre considération, celui de la science et celui des malades.

Quoi qu'il en soit, nous nous sommes refusé, comme nous nous refuserons toujours, à suivre les errements d'après lesquels on cite fréquemment, bruyamment dans les journaux, pour appuyer l'efficacité des remèdes, les noms des malades, leurs certificats pompeux, leurs lettres de remercîments, leurs descriptions souvent affligeantes où la dignité de l'homme est pour le moins autant offensée que celle du médecin, et où il semble qu'une gratitude indécente ou grotesque exclut toute discrétion et toute délicatesse.

Il nous est impossible d'imiter de pareilles provocations à la confiance publique.

Les malades sont des amis pour leur médecin, leur foyer est sacré, c'est les trahir que d'afficher leurs souffrances ou d'exploiter leur gratitude. Jamais nos clients n'auront à redouter que nous tirions profit des expressions vives et confiantes de leur cœur : nous sommes assez heureux de les guérir, cela nous suffit, il nous semblerait odieux de mettre à nu leurs infirmités ; à ce prix nous préférerions ne pas augmenter d'un client ceux qui nous entourent et dont l'affection nous est assurée.

Ce qui importait, c'est de protester contre le préjugé qui tend à faire considérer la goutte comme incurable, c'est de protester contre le préjugé qui tend à faire considérer la guérison comme dangereuse.

La goutte n'est plus une maladie incurable.

La guérison n'en est en aucune façon dangereuse.

Nécessairement il y a des degrés dans le

mieux. Entre les malades, par exemple, dont les articulations accusent, selon l'expression de vieux auteurs, des noyaux pierreux, des concrétions pétrées, des difformités devenues chroniques, des gonflements ossifiés; entre ces malades qui offrent tous les caractères, toute la physionomie de l'incurabilité, et ce sont, grâce à Dieu, les exceptions, et ceux qui n'ont reçu de l'affreuse maladie que des visites rares encore ou de simples secousses, ou qui n'ont été atteints d'aucun de ces désordres musculaires que la goutte produit quelquefois, il y a une grande différence.

La guérison sera prompte, immédiate chez les uns et notre mixture antigoutteuse pourra si bien combattre le mal que, dans la grande majorité des cas, ils ne le ressentiront plus.

Chez les autres, au contraire, la goutte ayant pris possession du corps comme de son domicile, ayant déformé, gonflé, ossifié toutes les articulations, paralysé tous les membres, converti les parties atteintes en matière crayeuse, en exsudations fétides, en desquamations permanentes, en concrétions à la fois inertes comme la pierre et sensibles comme la douleur même, Esculape, en personne, ne les guérirait pas.

Voici ce que dit à ce sujet Hippocrate, chap. VII de ses Prédictions :

« At de his qui podagra tentantur ista nobis dicenda videntur. Qui in senectute tofos, aut callos in articulis induratos habent, aut laboriose vitam tolerant, cum alvo sicco, ii sane omnes (ut sentio), humana arte sanari nequeunt.

» Juvenis vero, cui necdum circum articulos celli induruerunt, cuique victus ratio curæ est, ad laborem est impiger, alvumque habet vitæ instituto probe cedentem, is sane prudentem nactus medicum, sanus evadet. »

« Sur les goutteux, je dis que les vieillards et » ceux qui ont des tophus aux articulations, ceux » qui mènent une vie continuellement doulou- » reuse, qui sont habituellement constipés, ne » peuvent absolument guérir, du moins par » aucun moyen humain que je connaisse.

» Lorsque le goutteux est jeune, qu'il n'a point » de nodosités aux articulations, qu'il est actif,

» vigoureux, que son ventre est bien réglé et qu'il » est capable de suivre un régime convenable » prescrit par un médecin prudent, il peut es» pérer de guérir (*loco cit.*). »

Toutefois, même dans ces circonstances les plus lamentables, notre médicament agit toujours.

S'il ne peut rendre à la petite catégorie des malades qui en forment, comme nous l'avons dit, des exceptions rares et déplorables, l'élasticité des membres; s'il ne peut maîtriser des perturbations monstrueuses, des concrétions devenues chroniques; s'il ne peut ressusciter des organes morts, il triomphe cependant, même dans ces cas désespérés, des accès de la goutte aiguë, aussi promptement, aussi sûrement que chez les sujets les moins éprouvés.

Quand il ne guérit pas, il vainct la douleur, il la subjugue toujours, il soustrait le malade qui a été le plus torturé et le plus foudroyé par de longues années de luttes, aux lancinations assassines des attaques aigües et lui procure en toute circonstance un calme et un soulagement immédiats.

En un mot, sur dix cas il en est neuf où notre mixture antigoutteuse est complétement efficace et où les malades se trouvent guéris si radicalement qu'il ne leur reste aucun vestige interne ni externe de l'affection goutteuse; dans le dixième cas, qui est l'exception des goutteux chroniques, elle donne au moins au patient du repos et du sommeil.

En faisant disparaître les souffrances aiguës, elle lui restitue le bien-être moral et la jouissance de toutes ses facultés intellectuelles que les angoisses avaient en quelque sorte paralysées comme les articulations.

Nous sommes donc autorisé à répéter que la mixture antigoutteuse et les globules antigoutteux préparés par M. Philippe, sont les médicaments les plus énergiques, les seuls qui aient encore été surpris à la nature pour guérir la plus effrayante et la moins compréhensible des maladies anciennes ou nouvelles; qu'elle est aussi la découverte la plus saisissante mise, depuis de longues années, au service de la thérapeutique, pour délivrer les malades, ou pour calmer, adoucir, terminer leurs angoisses ; qu'elle est enfin dans l'état de la science, ainsi que nous l'avons dit à l'Académie de médecine, le seul agent efficace qui ait encore été trouvé pour combattre et guérir la goutte.

Nous devions ces explications aux praticiens, aux malades ; maintenant nous laissons au temps et à l'expérience le soin de constater une efficacité qui n'est plus une question pour nous, ni pour les nombreux malades que nous avons eu le bonheur de guérir.



FIN.

Paris. — Typ. de Mme Ve Dondey-Dupré, rue Saint-Louis, 46.

www.ingramcontent.com/pod-product-compliance
Ingram Content Group UK Ltd.
Pitfield, Milton Keynes, MK11 3LW, UK
UKHW031951260826
14628UKWH00004B/1988

9 782014 111453